AF585808

ASSOCIATION FRANÇAISE

POUR

L'AVANCEMENT DES SCIENCES

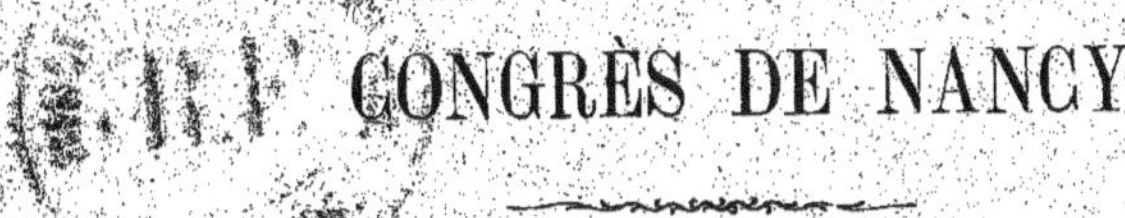

CONGRÈS DE NANCY

1886

M.

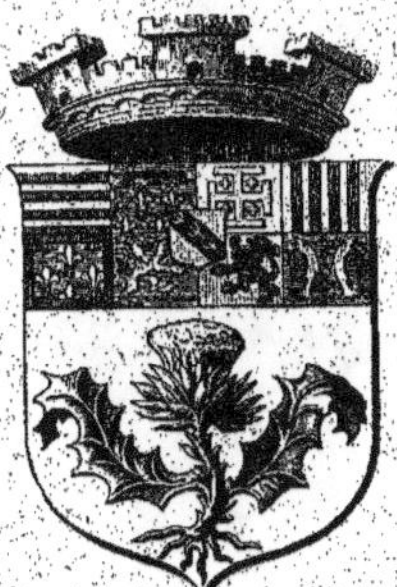

PARIS
AU SECRÉTARIAT DE L'ASSOCIATION
4, rue Antoine-Dubois, 4
(PLACE DE L'ÉCOLE-DE-MÉDECINE)

ASSOCIATION FRANÇAISE

POUR L'AVANCEMENT DES SCIENCES

Congrès de Nancy. — 1886

M. Ch. DESHAYES

A Rouen.

DE LA RECIDIVE DANS LA FIÈVRE TYPHOIDE

— *Séance du 14 août 1886.* —

La fièvre typhoïde qui règne chaque année à Rouen à l'état presque endémique, vient de s'y montrer à nouveau épidémiquement, dans certains quartiers du moins, depuis plusieurs mois. J'en ai observé pour ma part et jusqu'à ce jour, dans la clientèle civile, 19 cas, sur lesquels 4 décès sont à enregistrer.

Deux de mes malades ont eu manifestement la fièvre pour la deuxième fois, à 3 ans de distance.

En voici l'histoire succincte :

Observation I. — Simon (Alfred), 18 ans, rue Gessard, élève de mathématiques spéciales au lycée de Rouen, juin 1886.

Ce malade avait été soigné par moi en janvier 1883 pour une fièvre typhoïde bien confirmée. A cette date, en effet, régnait dans le quartier Saint-Sever une épidémie de typhus. Le malade, alors âgé de 15 ans, avait présenté tous les symptômes d'une fièvre typhoïde, de forme et à marche régulières : épistaxis au début, céphalalgie persistante, *taches rosées lenticulaires* très évidentes : le thermomètre s'était maintenu de 39 à 40°. La durée totale de la fièvre avait été d'environ de 40 jours.

L'année suivante, en 1884 (je ne saurais préciser l'époque), Simon avait été malade et, pendant une huitaine de jours, avait présenté les symptômes d'une synoque : inappétence, courbature, soif, langue saburrale, etc. Le repos, de légers purgatifs, le sulfate de quinine en avaient eu promptement raison. A cette époque, 1884, j'avais dit à la mère : on pourrait craindre une fièvre typhoïde, mais il n'en sera rien. car la fièvre typhoïde ne récidive pas; le passé nous garantit de l'avenir.

Faut-il voir là déjà la réalisation de cette croyance populaire qui veut que les typhiques présentent pendant plusieurs années, le plus souvent au printemps, une récidive atténuée des accidents primitifs. C'est possible, et moi-même j'ai été plusieurs fois témoin du fait.

Quoi qu'il en soit, je considérais le jeune Simon comme absolument à l'abri de la dothiénentérie, lorsque le 20 mai dernier, ledit Simon, pris de malaise, courbaturé, sans appétit depuis une quinzaine de jours, s'étant beaucoup surmené en vue des examens, fut obligé de se mettre au lit; bientôt il n'y eut plus de doute sur la nature de la maladie. Une céphalalgie, très vive au début, une certaine agitation nerveuse, le subdelirium, me firent craindre tout d'abord une méningite: mais l'ensemble des symptômes confirmèrent vite mon diagnostic: Le 27 mai, apparurent sur le ventre des taches rosées lenticulaires, disparaissant sous le doigt, très caractéristiques: Pouls 120; T. 40°, rate grosse; ventre légèrement ballonné.

1er *juin*. Même état: muguet abondant sur la langue, au pharynx, sur les gencives.

3 *et* 4 *juin*. Défervescence: Pouls 92, T. 38°,5; nombreux sudamina.

Rien de spécial les jours suivants: 16 juin, convalescence.

L'hyperthermie avait duré 20 jours, nous avions eu du délire, des accidents nerveux, et moi-même j'avais partagé l'inquiétude très vive et très légitime de la famille. Il me paraît inutile de fournir une observation plus détaillée; l'état typhique ne peut être contesté. Il ne s'agissait là en effet ni de méningite, ni de typhus exanthématique, de typhus cérébro-spinal, de fièvre continue, de typhlite, encore moins de péritonite, etc.

Les poumons n'avaient présenté que quelques gros râles dans la deuxième période: et il n'y avait nulle trace d'érysipèle.

Comme en 1881, et jusqu'à la confirmation des accidents typhiques, j'avais tenu aux parents le même langage: nous ne pouvons avoir affaire à une fièvre typhoïde puisque le malade en a été antérieurement atteint.

Le traitement a consisté surtout en sulfate de quinine, aconit, citron, extrait de quinquina et collutoire au borate de soude.

J'aurais hésité à publier cette observation de récidive de dothiénentérie survenue 3 ans après la première attaque, n'était un second cas à peu près identique, observé dans le voisinage et dans les mêmes conditions.

Observation II. — Femme Roger, 42 ans, mère de 7 enfants, rue Louis-Poterat.

En décembre 1882, il y a 3 ans et demi, la femme Roger avait été soignée par moi pour une fièvre que je déclarai alors typhoïde, et dont la période aiguë, du début à la convalescence, dura environ 30 jours: la malade, qui avait beaucoup maigri pendant sa fièvre, resta longtemps débilitée et fut 3 mois à recouvrer ses forces; elle ne présentait à ce moment et ne présente actuellement aucun signe de tuberculose pulmonaire; pas de métrite: il y avait eu peu ou point de taches rosées lenticulaires, mais du muguet était apparu: la durée de la fièvre, ses caractères, l'élévation de la température et du pouls, en un mot l'ensemble des phénomènes observés ne laissait aucun doute dans l'esprit. C'était un cas type, classique, de dothiénentérie.

Le 2 juin dernier la femme Roger, éprouvant du malaise, courbaturée, sans appétit depuis 10 ou 12 jours, me fait demander. Elle est couchée, ne peut se lever et accuse une vive céphalalgie.

P. 100, T. 39°4 ; peau chaude, langue sèche, fébrile, pas d'épistaxis.

A partir de ce moment les phénomènes s'accentuent, la fièvre prend l'allure typhique, et le 17 juin des taches rosées lenticulaires, nombreuses, se montrent sur le ventre.

La marche de la maladie a été régulière, à forme adynamique ; la muqueuse buccale a présenté de bonne heure la desquamation épithéliale et du muguet.

La convalescence s'établissait dans les derniers jours de juin ; adynamie consécutive.

J'ai cru inutile d'entrer dans plus de détails d'observation. L'intérêt unique, absolu de la question réside dans le diagnostic. Ces deux malades ont-ils eu réellement deux fois, et à 3 ans de distance, la fièvre typhoïde ? J'en suis entièrement convaincu.

La fièvre typhoïde peut donc récidiver.

Que disent les auteurs à ce sujet ?

D'après Grisolle, il serait démontré que la dothiénentérie, semblable en cela à la variole, à la rougeole et à la scarlatine, n'affecte qu'une seule fois le même individu ; elle donne même une immunité plus complète que ces dernières maladies ne le font.

Si la non-récidive est vraie pour la variole et la scarlatine, elle cesse de l'être, de nos jours tout au moins, pour la rougeole, et j'ai vu souvent dans la clientèle des enfants offrir pour la deuxième et même la troisième fois, non pas une roséole, mais une rougeole vraie.

Le professeur Jaccoud ne nie pas absolument la récidive de la fièvre typhoïde ; il la considère seulement comme très rare.

« Il est exceptionnel, écrit-il dans son *Traité de pathologie interne*, « que la fièvre typhoïde atteigne une seconde fois le même individu, « s'il s'est déjà écoulé un certain temps depuis la première attaque. En « d'autres termes, les récidives sont rares, plus rares que dans le typhus exanthématique. Mais les rechutes ou réversions sont plus fré« quentes ; elles ont lieu dans la dernière période de la maladie, ou « bien durant la convalescence, ou bien pendant les deux premiers mois « qui suivent la guérison. »

Dans ses leçons de clinique médicale, le même auteur admet la rechute dans la proportion de 9 p. 100 ; sur 594 cas observés, 54 rechutes ; mais cette rechute, ajoute-t-il, c'est immédiatement après la grande attaque ; et l'intervalle entre la maladie et la rechute est en moyenne inférieur à 10 jours.

D'autre part, à l'article FIÈVRE TYPHOIDE du *Nouveau Dictionnaire de médecine et de chirurgie pratiques*, le regretté G. Homolle regarde comme synonymes les termes de rechute et de réversion. « Il se fait, dit-il, une nouvelle évolution de tout le cycle fébrile et des symptômes cliniques de la fièvre typhoïde qui suit de près la première atteinte. »

C'est la *relapsing fever* des Anglais.

Les rechutes de la dothiénentérie ont été surtout étudiées depuis la discussion qui eut lieu à la Société médicale des hôpitaux, 1869 :

Voir les *Leçons* de Potain, 1872 ; Raynaud, 1877 ; Cadet de Gassicourt, 1880 ; les thèses de Guyard, 1876 ; Perrin, 1877 ; Gromollard, 1882 ; Meunier, 1883 ; la thèse d'agrégation d'Hutinel, 1883 ; etc.

Pour Lorain, la rechute n'est qu'une récidive à court intervalle, une seconde maladie qui s'accole à la première, et qui a peut-être pour cause le séjour du malade dans le milieu infectant.

Griesinger suppose que les malades subissent une nouvelle contagion dans l'hôpital. Cette opinion a été soutenue en France par Hervieux. (G. Homolle, *Dictionnaire.*)

Steinthal (clinique de Leipzig) déclare que la récidive de la fièvre typhoïde est beaucoup plus rare qu'on ne l'admet généralement.

Le professeur Von Ziemssen, au contraire, commentant le travail de Steinthal, dit : « Il semble que, depuis l'emploi des nouvelles méthodes de traitement, la récidive soit plus fréquente que jadis. »

Il est probable que par récidive Von Ziemssen a compris la *relapsing fever* ou la fièvre à réitération.

Ce terme de réitération a été récemment choisi par M. le professeur Potain, qui montrait il y a quelques mois, dans son service de l'hôpital Necker, un malade atteint d'une fièvre typhoïde médiocrement grave et qui a dû rester 80 jours à l'hôpital. Sa fièvre avait été en quelque sorte triplée, et le malade avait présenté une double réitération. Ce serait là, suivant l'éminent clinicien, un fait qui devient presque vulgaire depuis un certain temps, et ces retours de fièvre qu'on signalait à peine autrefois, se voient fréquemment, principalement depuis 1869. Et il cite des faits de quatrième réitération.

Après avoir enseigné la différence qu'il convient d'établir entre les termes de rechutes, récidives ou réversions, M. Potain enseigne que ces réitérations peuvent se montrer sous des aspects assez différents de l'atteinte première ; elles peuvent se reproduire 3 ou 4 fois chez le même malade ; mais ce qu'on observe le plus souvent, c'est que ces nouvelles atteintes sont de plus en plus courtes et de plus en plus atténuées (*Journal de médecine et de chirurgie pratiques, 1886*).

Et, en effet, il doit en être ainsi dans la majorité des cas, étant admise la nature parasitaire de la fièvre typhoïde — une première attaque équivalant à une première vaccination, et mettant à l'abri d'une seconde attaque qui, si elle survient, devra être atténuée. — Et cependant mes deux malades, Simon notamment, ont présenté la deuxième fois une forme tout aussi grave que la première.

Ces faits de rechute, de réversion ou de réitération n'ont rien de commun avec les miens. Deux fois Simon a été atteint d'une longue pyrexie avec taches rosées lenticulaires. Je sais bien que le Dr Herbland Morin a montré dans sa thèse, et que M. Potain lui-même admet que des taches rosées lenticulaires peuvent se rencontrer dans certaines formes d'embarras gastriques fébriles. Mais peut-on affirmer que Simon n'était atteint que d'un embarras gastrique ?

Ce qui est plus vrai, c'est que la fièvre typhoïde tend à changer d'allures. Je n'en veux d'autres preuves que le muguet dont elle s'accompagne depuis plusieurs années, non plus dans la convalescence et concurremment à l'anémie qui résulte des grandes perturbations, mais le plus souvent dès le deuxième septénaire et dans la période d'acmé.

J'ai vu en effet depuis 6 ans le plus grand nombre de mes typhiques présenter du muguet tantôt dans le pharynx, tantôt sur la langue, les gencives, et dans toute la cavité buccale.

Cette complication que j'ai signalée un des premiers, et dont MM. Damaschino, Duguet, Bucquoy et Guyot ont entretenu la Société médicale des hôpitaux en 1880, est devenue très fréquente, à tel point qu'on peut dire qu'exceptionnelle il y a 10 ans, elle est la règle aujourd'hui.

Enfin nous ne saurions nier actuellement que la fièvre typhoïde que nous considérions jadis comme une pyrexie absolument et mathématiquement régulière dans sa marche, à cycle bien défini et de durée relativement délimitée, s'offre à nous maintenant souvent modifiée ; et si on ne peut affirmer encore qu'elle est susceptible d'avorter, on ne saurait nier qu'elle ne nous apparaît parfois mitigée.

La récidive deviendra-t-elle à son tour plus fréquente ? A l'avenir de répondre.

Nancy, imprimerie Berger-Levrault et Cie.

ASSOCIATION FRANÇAISE

POUR L'AVANCEMENT DES SCIENCES

EXTRAIT DES STATUTS ET RÈGLEMENT

STATUTS

Art. 4. — L'Association se compose de membres fondateurs et de membres ordinaires ; les uns et les autres sont admis, sur leur demande, par le Conseil.

Art. 6. — Sont membres fondateurs les personnes qui auront souscrit, à une époque quelconque, une ou plusieurs parts du capital social : ces parts sont de 500 francs.

Art. 7. — Tous les membres jouissent des mêmes droits. Toutefois, les noms des membres fondateurs figurent perpétuellement en tête des listes alphabétiques, et les membres reçoivent gratuitement, pendant toute leur vie, autant d'exemplaires des publications de l'Association qu'ils ont souscrit de parts du capital social.

RÈGLEMENT

Art 1er. — Le taux de la cotisation annuelle des membres non fondateurs est fixé à 20 francs.

Art. 2. — Tout membre a le droit de racheter ses cotisations à venir en versant, une fois pour toutes, la somme de 200 francs. Il devient ainsi membre à vie.

Les membres ayant racheté leurs cotisations pourront devenir membres fondateurs en versant une somme complémentaire de 300 francs. Il sera loisible de racheter les cotisations par deux versements annuels consécutifs de 100 francs.

La liste alphabétique des membres à vie est publiée en tête de chaque volume, immédiatement après la liste des membres fondateurs.

Les souscriptions des membres fondateurs peuvent être versées en une seule fois ou en deux versements de chacun 250 francs.

Les souscriptions sont reçues ;

Au Secrétariat, 4, rue Antoine-Dubois (Place de l'École-de-Médecine).

Nancy, imprimerie Berger-Levrault et Cie.

www.ingramcontent.com/pod-product-compliance
Lightning Source LLC
LaVergne TN
LVHW012018170826
845678LV00004BA/1547

* 9 7 8 2 3 2 9 6 1 8 8 3 8 *